AF300316

RAPPORT

SUR LE SERVICE MÉDICAL

DE

L'ASILE PUBLIC DE FEMMES ALIÉNÉES

DE BORDEAUX

PAR

A. BAZIN

Docteur ès sciences et en médecine, Médecin en chef de l'Asile,
Professeur de physiologie animale à la Faculté des Sciences,
Membre fondateur de la Société Médicale d'Observation de Paris,
Membre de la Société de Médecine de Bordeaux, etc.

30 Juin 1854

BORDEAUX

IMPRIMERIE DE MADAME VEUVE CRUGY

Rue et hôtel Saint-Siméon, 16.

1854

RAPPORT

SUR LE SERVICE MÉDICAL

DE

L'ASILE PUBLIC DE FEMMES ALIÉNÉES

DE BORDEAUX.

Dans mes Rapports précédents, de 1844 à 1850, j'ai parlé avec détail des nombreuses améliorations ou plutôt de la transformation que l'Asile de Bordeaux exigeait pour que les malades y fussent placées dans des conditions hygiéniques aussi favorables à leur guérison que sa situation défectueuse pourrait le permettre. L'Administration de l'Asile a compris l'urgence de plusieurs améliorations ; et, soit de son propre mouvement, soit d'accord avec le Médecin de l'Asile, d'utiles changements se sont opérés.

Dans ce Rapport, je jette un coup-d'œil rétrospectif sur ce qui intéresse le service médical depuis le 1er janvier 1844 jusqu'au 1er janvier 1850 ; et je m'occupe ensuite de ce qui m'a paru digne d'attention depuis cette dernière époque jusqu'au 1er janvier 1854.

Ainsi, pendant une période de dix années, tout ce qui concerne le service médical va être analysé. Nous appellerons ensuite l'attention de M. le Directeur, de MM. les Membres de la Commission de surveillance et de l'Administration supérieure : 1º sur les conditions hygiéniques locales de l'Asile ; 2º sur la loi du 30 juin 1838 par rapport aux aliénés non dangereux, et nous terminerons par une statistique médicale de l'Asile de 1844 à 1854.

PREMIÈRE PARTIE.

DU RÉGIME PHYSIQUE DES MALADES.

---

1. — *Du logement et du couchage.*

Au commencement de l'année 1844, et pendant le reste de cette année, il n'y avait, pour les malades au régime commun, que quatre dortoirs bien aérés et deux mal aérés, qui contenaient seulement 60 lits à l'usage des malades. Il en résultait qu'à moins de tomber, pendant le jour, dans un état de maladie qui inspirât de l'inquiétude, plus des deux tiers des malades restaient sans surveillance pendant la nuit.

Aujourd'hui, le quartier des malades tranquilles contient 147 lits occupés par les malades, les gardiennes et les domestiques de la cuisine et de la buanderie.

Le quartier des épileptiques, qui ne possédait qu'un des dortoirs mal aérés dont j'ai parlé, en possède un autre très-propre et bien aéré, sinon bien éclairé. Ces deux dortoirs sont occupés :

Le premier, par 15 malades et 1 gardienne ;

Le deuxième, par 17 malades et 1 gardienne.

Ce qui fait. . . . 32 lits pour les épileptiques et gâteuses avec surveillance de nuit.

11 malades, parmi lesquelles se trouvent souvent des épileptiques plus ou moins agitées, couchent encore en cellule *sans surveillance.*

Dans le quartier où l'on est forcé de réunir les malades bruyantes, turbulentes, incommodes avec celles qui sont agitées, 76 malades couchent en dortoir et sont surveillées pendant la nuit par 6 gardiennes ; 26 malades couchent en cellule sans surveillance : ce sont les plus bruyantes et celles qui sont agitées, c'est-à-dire les malades qui auraient le plus besoin de cette surveillance.

En résumé, le couchage de nos malades présente le tableau suivant :

1. *Aliénées paisibles.*

Malades.	Gardiennes.
136 lits.	5 lits.

2. *Aliénées bruyantes et agitées.*

76 lits.	6 lits.

3. *Aliénées épileptiques.*

52 lits.	2 lits.
	6 domestiques.
244 lits.	19 lits.

Ainsi, 244 malades couchent en dortoir et sont surveillées pendant la nuit. La couchette de 111 lits est en fer. Au reste, je dois dire que, grâce à la surveillance et aux soins des sœurs surveillantes, je n'ai pas encore vu de punaises dans l'Asile. Il y a donc 184 malades qui couchent en dortoir de plus qu'en 1844. Ce chiffre parle assez haut pour qu'il ne soit pas nécessaire de faire ressortir cette amélioration.

Si, depuis dix ans, l'Administration de l'Asile n'était, comme moi, persuadée que d'un jour à l'autre, ou du moins dans un avenir prochain, elle va voir se réaliser toutes les améliorations que MM. les Inspecteurs généraux, et M. Parchappe en particulier, ont formulées avec détail, je demanderais avec une nouvelle instance la suppression entière des cellules où l'on est forcé de faire coucher les malades sans surveillance ; j'insisterais encore sur la distribution vicieuse de presque toutes les constructions de l'Asile, et je demanderais, comme le veut M. Parchappe, que des lavoirs fussent ajoutés à chaque dortoir.

Je sais bien qu'un grand nombre de malades de la classe ouvrière considéreront comme une tâche les soins de propreté que l'on veut leur imposer : c'est une raison de plus pour le faire. Cette nouveauté ne peut avoir qu'une influence salutaire sur le moral comme sur le physique. Il faut espérer que le Gouvernement, qui montre tant de sollicitude pour les classes laborieuses, parviendra à leur inspirer des sentiments de respect, non seulement pour tout ce qui sert de base à une société bien ordonnée, mais encore pour leur personne, et qu'ainsi elles finiront par comprendre que la malpropreté du corps est un vice qui exerce une très-fâcheuse influence sur leur santé physique et morale.

2. — *Chauffage et éclairage.*

Le chauffage des promenoirs-ouvroirs a été très-amélioré, surtout dans le quartier dit des agitées. Il n'existait dans ce quartier, jusqu'en 1845, qu'un poêle dans une des pièces qui prennent jour au nord, sur le jardin de l'Asile. Cette pièce étant sans croisées du côté du préau, il en résultait que les malades, qui s'entassaient en hiver autour de ce poêle, étaient dans un courant d'air, ou respiraient dans une atmosphère infecte et chargée d'acide carbonique, selon qu'elles ouvraient ou fermaient les contrevents.

A présent, ce quartier, qui laisse tant à désirer, possède une pièce assez vaste, qui sert de promenoir, d'ouvroir et de réfectoire, dont la ventilation, bien qu'imparfaite, permet aux malades de se chauffer sans se trouver dans un courant d'air et sans courir la chance d'être asphyxiées.

Les autres chauffoirs, créés accidentellement, laissent à désirer sous le rapport de la ventilation ; mais c'est du provisoire.

Éclairage. — Autrefois, il était, à peu d'exceptions près, de règle que les malades allassent se coucher presque immédiatement après le repas du soir qu'elles font à cinq heures, en hiver surtout. Cela n'a plus lieu que pour les malades dont la surveillance serait difficile la nuit, à cause de la mauvaise disposition des quartiers, et les promenoirs-ouvroirs sont éclairés jusqu'à huit heures du soir en hiver.

Il y avait un inconvénient grave à permettre ainsi aux malades de se coucher presque aussitôt leur repas fini, surtout pour celles qui se salissent. Il n'y a point de doute que le meilleur moyen de diminuer le nombre des gâteux, ou même de guérir les malades de cette infirmité, c'est de ne leur permettre de se coucher que trois à quatre heures après leur souper, à moins que l'on ait la presque certitude qu'ils n'auront plus de besoin à satisfaire qu'à une heure avancée de la nuit, heure à laquelle les gardiens seront tenus d'éveiller les malades suspectes. En agissant ainsi, on améliore les conditions hygiéniques des malades, on économise la literie, et on peut se dispenser d'avoir des lits de gâteux.

3. — *Lieux d'aisances.*

Bien que, depuis 1849, les lieux d'aisances aient été rendus moins insalubres dans tous les quartiers de l'Asile, ils laisseront à désirer tant que les vapeurs et les gaz qui s'en dégagent pourront se mêler à l'air que les malades respirent. Divers systèmes ont été proposés pour remplacer les fosses : car tout le monde comprend que les fosses d'aisances sont, presque sans exception, des foyers d'infection ; que de ces foyers et des égouts dont la pente est insuffisante ou qui ne reçoivent pas assez d'eau pour emporter les immondices que chaque moment y dépose, se dégagent continuellement, pendant les chaleurs surtout, des volumes énormes d'exhalaisons délétères où chacun de nous baigne malgré lui, à chaque inspiration, le plus pur de son sang. Il y a longtemps que Guyton-Morveau (1), Darcet qui consacra presque toute sa vie à améliorer les conditions hygiéniques des habitants des grandes villes, Parent-Duchatelet qui y sacrifia prématurément la sienne, Péclet, Payen et tant d'autres ont fait connaître les moyens de plus en plus satisfaisants d'amoindrir le mal : acide acétique, chlore, chlorures, sulfate de fer, de chaux, charbon pulvérisé, houille, ventilateurs, etc. Ces moyens rendent, sans aucun doute, de grands services ; mais ils ne valent pas la suppression absolue des fosses que M. l'inspecteur général Parchappe voudrait voir remplacées par des vases mobiles qui devraient être enlevés et

(1) *Traité des moyens de désinfecter l'air.* An XI.

vidés tous les jours, ou par des tonnelets mobiles construits de manière à ne livrer passage à aucune émanation (1). Mais il est évident que cet idéal ne pourra se réaliser dans notre Asile que lorsqu'on y fera de nouvelles constructions.

4. — *Des eaux et des bains.*

Les eaux de l'Asile sont insalubres. Il résulte des analyses de M. Fauré (2) qu'elles sont si mal aérées, qu'il est impossible d'apprécier la quantité d'air qu'elles contiennent, et qu'elles sont chargées d'une proportion excessive de carbonate et de sulfate de chaux. L'eau du puits de la buanderie contient 0.603 et celle du puits de la chapelle 0.762 milligrammes de sels calcaires par litre, et, avec les autres sels et les matières organiques, 1.007 à 1.012 milligrammes de matières étrangères par kilogramme. Mais on nous promet qu'avant deux ans, tous les quartiers de la ville de Bordeaux seront abondamment pourvus des eaux de la source du Taillan. En attendant, si l'Administration n'admet pas la nécessité de déplacer l'établissement, on pourrait se servir pour l'usage intérieur, comme on le fait au Petit-Séminaire, et comme on l'a fait dans l'Asile en 1849 pendant l'épidémie du choléra, de l'eau de la source de Figuereau, ou de celle de Lagrange, qui est, dit-on, meilleure.

Je ne dis rien de nos salles de bains : on conçoit qu'en vue d'un renouvellement complet dans un avenir que l'on croit toujours prochain, on ne puisse conseiller ni demander à l'Administration de l'Asile des dépenses qui seraient à peu près sans avenir.

5. — *Des vêtements.*

Au point de vue médical ou hygiénique, les vêtements doivent être suffisamment chauds en hiver et pas trop chauds en été. Ils doivent être propres. Autrement, ils s'imprègnent de

(1) *Des Principes à suivre dans la fondation et la construction des Asiles d'Aliénés,* par M. Parchappe. — 1 vol. 8°, 1853, pag. 164.

(2) *Analyse des eaux du département de la Gironde,* par J.-J. Fauré. — 8°. — Bordeaux, 1853, pag. 137.

matières animales, de miasmes, gênent la transpiration et de-
viennent insalubres. C'est pour cela que chaque malade doit
avoir deux vêtements complets d'hiver et au moins deux vêtements d'été. Ces conditions sont remplies dans notre Asile. Les
malades y sont surtout tenues proprement. Depuis dix-huit
mois, les femmes changent de linge deux fois par semaine e
été ; les draps sont changés tous les quinze jours.

6. — *Du régime alimentaire*.

Dans un établissement où tout doit concourir à ren
la santé physique et morale aux malades, après l'influenc.
si puissante parce qu'elle est continuelle, due à la situation de l'Asile et à la distribution de ses divers éléments, il
n'en est point qui soit aussi efficace que celle d'un régime alimentaire approprié à l'état du malade. Et, en vérité, je m'é-
tonne qu'en général, les médecins qui se sont occupés d'une
manière spéciale du traitement de l'aliénation, ou des maladies
qui s'accompagnent de délire maniaque, n'aient pas plus insisté
qu'ils ne l'ont fait sur les heureuses modifications et sur les
changements favorables tant au physique qu'au moral qui peuvent être et sont si souvent produits, non seulement par un
bon régime, mais par un régime spécial basé sur les progrès
considérables que la physiologie de la nutrition a faits depuis
quelques années.

Certes, ici, et plus peut-être qu'en toute autre partie du
service médical, les idées du médecin doivent se trouver d'accord avec les idées d'économie qui doivent servir de base à
toutes les prévisions de l'Administration : sous ce rapport, je
me plais à le dire, je n'ai eu qu'à m'applaudir du concours de
M. le Directeur.

Pour réglementer le régime alimentaire, il faut une moyenne
de substance nutritive déterminée, tant pour les malades au
régime commun que pour les différentes classes de pensionnaires ; et cette moyenne, comme l'a très-bien pensé M. le Directeur dans son projet de règlement du régime alimentaire, doit
contenir la même quantité de matière alibile, quelle que soit
d'ailleurs la nature de l'aliment ou la forme qu'on lui donne en

le préparant. Or, d'après **M.** Dumas, un homme bien consti-
tué, mangeant bien, doit consommer, par jour, 154 grammes
de carbone et 25.50 d'azote.

Pour représenter des quantités d'aliments correspondantes,
il faut les proportions suivantes à un cavalier de l'armée :

M. alimentaires.	Poids.	Matière azotée sèche.	Matière non azotée.
Viandes fraîches.	125	70	0
Pain de munition	750	64	595
Pain blanc de soupe. . .	516		
Légumineuses sèches . .	200	20	150
TOTAUX.	1591	154	745

Il est à peine nécessaire de dire que les 154 grammes de matière azotée sèche contiennent les 22.50 grammes d'azote, et
que les 154 grammes de carbone se trouvent dans les 745
grammes de matière non azotée.

Afin d'avoir des données à peu près positives sur la valeur
moyenne nutritive des divers aliments, j'ai consulté les analyses chimiques qui en ont été faites. Comme la proportion d'a-
zote donne assez exactement cette valeur, je crois que le tableau suivant pourra être de quelque utilité :

750 grammes de pain blanc confectionnés avec 580 grammes
de farine de froment de première qualité dont l'équivalent d'a-
zote est de 2.37 p. 100, donnent . . . . . gr. 13.75 d'azote.

Pour compléter les 20 grammes qui représentent une alimentation abondante pour une
femme adulte bien portante et active, il faut,
des substances suivantes, d'après les proportions
d'azote qu'elles contiennent, savoir :

	Poids. Grammes.	Équiv. d'azote p. 100.		
De gibier : pigeons, ca-nards, etc. . . .	179.597	3.48	égale	6.25
bœuf.	200.000	3.20	=	6.40
volaille	200.000	3.15	=	6.30

	Poids.	Équiv. d'azote	
	Grammes.	p. 100.	
De porc (chair musculaire ou maigre).	200.000	3.13 égale 6.26 d'azote.
veau moyen	208.33	3.00 = 6.25	
carpe	224.83	2.70 = 6.25	
truite	247.03	2.50 = 6.25	
riz.	343.40	1.82 = 6.25	
pois	395.57	1.58 = 6.25	
pommes de terre. .	416.66	1.50 = 6.25	
lentilles	462.96	1.35 = 6.25	
haricots	473.48	1.32 = 6.25	
lait.	1190.47	0.525 = 6.25	

Il résulte des données fournies par ce tableau qu'une femme menant une vie très-active sera abondamment nourrie avec 750 grammes de pain et 179 grammes 597 de gibier, ou avec la même quantité de pain et 200 grammes de bœuf, ou 395.57 grammes de pois, ou 416.60 grammes de pommes de terre, etc. Mais comme il est d'usage, et cela est à peu près indispensable pour la conservation de la santé, d'allier et de varier les substances alimentaires, et comme l'observation nous apprend que, terme moyen, une femme ne mange que les quatre cinquièmes des aliments qui sont nécessaires à un homme, il s'ensuit que les quantités que nous avons indiquées sont un peu trop fortes, puisque, dans ce cas, la quantité d'azote devrait être de 18 au lieu de 20.

Les substances alimentaires qui ne contiennent point d'azote soutiennent la vie en servant à entretenir la respiration par le carbone et l'hydrogène qu'elles contiennent : aussi les corps gras et les matières sucrées servent-ils principalement de condiment ou à faire manger du pain. Il en est à peu près de même des légumes verts et des fruits.

Dans l'Asile, les aliments ont toujours été donnés en quantité suffisante, et sont bien préparés et assez variés.

Quant à la qualité, un changement en mieux s'est fait en 1849. Jusqu'au moment où le choléra épidémique se déclara parmi nos malades, toutes les fournitures étaient faites par

l'intermédiaire de l'Administration des hôpitaux et hospices ci-
vils de la Gironde ou plutôt de Bordeaux. Les matières alimentaires m'avaient souvent paru d'une qualité inférieure; mais, à
l'époque dont il s'agit, le pain se trouva mauvais. Je prescrivis du
pain blanc à toutes les malades sans exception, et M. le Directeur se fit autoriser à traiter provisoirement avec un bou-
langer pour la fourniture du pain. — Depuis lors, l'Administration de l'Asile est indépendante. Les fournitures du pain,
du vin, de la viande, etc., se font par adjudication, et, grâce
à une surveillance active dont l'œil est toujours ouvert, ces
matières de première nécessité sont de bonne qualité.

7. — *Du travail.*

Le régime physique des malades se lie au régime moral par
le travail : complément du premier, base du second, il n'est
pas de médecin qui ne le considère comme le moyen le plus
propre à rendre à l'aliéné la santé physique et morale. Mais
ici, comme dans tout ce qui a rapport aux malades aliénés, depuis la promulgation de la loi du 30 juin 1838, le législateur a
été inspiré par une pensée médicale. En effet, le travail pour
les aliénés est avant tout, pour ne pas dire exclusivement, un
moyen de traitement, que le médecin prescrit, varie, dont il
continue ou discontinue l'emploi selon que l'état des malades
l'exige : « On méconnaîtrait les intentions du Gouvernement
» formulées ci-dessus (art. 15 de l'ordonnance du 18 décem-
» cembre 1839) et dans le Rapport au Roi, si l'on introduisait
» le travail dans les asiles publics d'aliénés en vue d'un intérêt
» de spéculation ou d'économie. Il ne peut l'être jamais que
» comme moyen curatif, ordonné par le médecin, ni employé
» à d'autres heures que celles prescrites par lui (1). »

Pour que l'on puisse apprécier le travail, j'ai proposé de di-
viser la journée en quatre parties, représentées par les chiffres
1 pour un quart, 2 pour deux quarts, 3 et 4, comme l'avait fait
notre regrettable confrère le docteur Bouchet, de Nantes; le

(1) *Répertoire des établissements de bienfaisance*, etc., par E. Durieu
et G. Roche, tom. 1, pag. 143.

chiffre 4 représentant une journée entière de travail suffisamment actif et utile : car on conçoit qu'une malade puisse s'occuper pendant la plus grande partie du jour, sans que pour cela
son travail ait une valeur au-dessus du travail qu'une bonne ouvrière ferait dans un quart ou une moitié de jour. C'est à la surveillance, qui est là pour encourager les malades, à apprécier la qualité et la quantité de leur travail ou de leur ou-
vrage.

Pour les travaux qui présentent des unités et des divisions
ou des fractions dont la valeur est équivalente, comme la con-
fection des vêtements neufs, des chemises, draps, serviettes,
etc., on pourrait mettre les malades à leurs pièces.

Maintenant, que l'on ne croie pas qu'en l'absence d'un travail réglementé et rémunéré, nos malades soient restées oisi-
ves, et que le médecin ne trouve pas dans le travail, au moins
en partie, le puissant auxiliaire qu'il doit y trouver, car ce serait une erreur. Sur 227 malades au régime commun, il y en
a près de 200 qui s'occupent plus ou moins. Il n'y a que les
idiotes, les démentes (pas toutes) et les paralytiques qui ne
s'occupent pas.

Tous les objets à l'usage des malades (les sabots et les sou-
liers exceptés) sont confectionnés dans l'Asile. Ainsi, la cou-
ture, le ravaudage, le tricot, occupent un grand nombre de
malades. Le blanchissage, le repassage sont des occupations qui
se représentent souvent. Un petit nombre de malades s'occupent de l'entretien des meubles, du nettoyage des dortoirs, du
balayage des cours; d'autres sont plus spécialement affectées
aux travaux de la buanderie, de la cuisine, du jardin.

8. — *Du régime moral, de la police médicale et personnelle des aliénées.*

Des dames religieuses (Filles de la Charité de Nevers), sous
la direction d'une supérieure, sont chargées de la surveillance
des malades, de l'administration des médicaments, et en général de l'exécution des prescriptions médicales.

Chaque sœur est affectée à tel ou tel emploi, et peut en être
distraite par la mère supérieure.

M. l'abbé Béguerie, aumônier de l'Asile, me paraît avoir bien compris l'utile mission dont il est chargé. Le délire de plusieurs malades est augmenté, et souvent causé d'une manière plus ou moins directe, par des opinions religieuses mal comprises; dans cette circonstance, comme dans plusieurs autres, les conseils aussi éclairés que charitables de M. l'Aumônier ne peuvent qu'ajouter à l'efficacité des moyens de traitement mis en usage par le médecin.

Bien qu'il ne suffise pas d'être religieuse pour avoir l'intelligence des soins que des malades aliénées réclament, je me plais à dire que nos sœurs font tout ce qu'elles peuvent pour mériter le beau nom de Filles de la Charité. En général, ces dames montrent un zèle, un dévoûment que l'on ne saurait trop admirer. Il faut, en vérité, être mue par une charité bien ardente pour soigner plusieurs de nos malades comme elles doivent l'être.

Nos sœurs sont secondées dans les soins qu'elles donnent aux malades, dans la surveillance de tous les instants que plusieurs de ces malades réclament, par des gardiennes ou infirmières.

Pour se faire une idée de la surveillance, telle qu'elle peut être exercée dans notre Asile, il faut connaître la distribution de nos malades.

Depuis le mois de juillet 1845, époque où, en exécution d'un arrêté de M. le Ministre de l'intérieur, l'Asile de Cadillac fut assigné aux hommes et celui de Bordeaux aux femmes, les aliénées ont pu être divisées en un certain nombre de catégories. Nous avons, pour les malades au régime commun, trois quartiers; savoir :

1° Pour les malades tranquilles ou paisibles ;

2° Pour les bruyantes, turbulentes ou incommodes, et pour celles qui (toujours en très-petit nombre) sont agitées, et aussi pour quelques malpropres;

3° Pour les épileptiques, imbéciles, idiotes, et pour un certain nombre de gâteuses.

Il est extrêmement fâcheux que les démentes non agitées, les paralytiques, des imbéciles et des idiotes soient réparties dans les deux quartiers consacrés principalement aux malades bruyantes et aux épileptiques.

Le premier quartier, celui des malades tranquilles, contient toujours plus de cent malades qui sont surveillées, pendant le jour, par deux sœurs surveillantes et cinq gardiennes. Le soir, vers neuf heures, les sœurs font une tournée dans les quartiers. Les gardiennes sont réparties dans les dortoirs.

Le deuxième quartier, celui des bruyantes, incommodes, etc., est également surveillé par deux sœurs assistées de cinq gardiennes. Ces dernières surveillent, pendant la nuit, les 76 malades qui couchent en dortoir. J'ai déjà dit que 26 malades de ce quartier couchent en cellule sans surveillance de nuit.

Le troisième quartier, celui des épileptiques, contient 43 malades qui sont surveillées par une sœur assistée de trois gardiennes. Nous avons dit plus haut que 32 de ces malades couchaient en dortoir et étaient surveillées pendant la nuit, et que 11 couchaient en cellule sans surveillance. Sur ces 43 malades, il n'y a que 24 épileptiques; les autres aliénées sont des imbéciles, des idiotes et quelques démentes.

Le quartier des malades tranquilles a une petite infirmerie au premier étage. Elle prend jour et air par trois croisées, au nord, au sud et à l'ouest, et contient cinq lits pour les malades et un pour la gardienne. Les autres quartiers n'ont pas de véritable infirmerie.

La bonne conduite, le zèle que les gardiennes montrent dans les soins qu'elles aident à donner aux malades, sont récompensés par une augmentation de salaire, selon la durée de leurs services. Elles ont un commencement de costume.

Le réveil sonne à cinq heures, en hiver comme en été. Les malades sont, en général, habillées avant six heures en été, et un peu avant sept heures en hiver. La prière se fait en commun, dans le réfectoire de chaque quartier. Immédiatement après, les malades déjeunent.

La messe se dit à sept heures. Les protestantes et les israélites exceptées, toutes les malades qui se comportent bien dans la chapelle y assistent.

Le travail commence dans les ouvroirs à huit heures. La visite du médecin se fait à neuf heures.

Les moyens de traitement physiques et moraux sont régulièrement prescrits par le médecin en chef, et, en cas d'ab—

sence ou d'empêchement, par le médecin adjoint. Il n'y a pas d'interne ; c'est M. Arnozan, actuellement médecin adjoint, qui en remplit les fonctions. M. le docteur Azam est chargé du service chirurgical.

Les sœurs ne sont autorisées à faire usage provisoirement, et seulement dans des cas d'urgence, que de la camisole, comme moyen de répression. La douche, les affusions ne sont jamais administrées que sur la prescription du médecin, en sa présence, ou en présence du médecin adjoint.

Les médicaments sont préparés, dans la pharmacie de l'Asile, par deux sœurs spécialement chargées de ce service. M. Fauré, pharmacien, prépare ceux qui exigent une grande précision dans le dosage.

La douche, pendant quelques secondes, les affusions ne sont mises en usage que pour produire une perturbation morale, ou comme moyen de répression. Ces moyens, dont on a abusé surtout quand on s'imaginait que l'aliénation mentale était une maladie presque exclusivement psychique, sont employés avec beaucoup plus de réserve, à présent que les médecins pensent avec raison que le délire maniaque, quelle qu'en soit la cause ou la forme, est le plus souvent causé et toujours entretenu soit par une perturbation des fonctions, soit par une lésion organique, quel qu'en soit d'ailleurs le siége.

Pour récréation, nos malades n'ont que la promenade dans le préau de leur quartier ou dans le jardin de l'Asile. Pendant la belle saison, les plus tranquilles font quelques promenades dans le voisinage : elles vont à Bègles, sur une petite propriété de l'Asile ; à Talence. Dans ces deux derniers cas, la liste des malades que l'on se propose de faire sortir est présentée au médecin, qui approuve la liste ou la modifie, et s'assure si les moyens de surveillance sont suffisants.

9. — *Pensionnaires.*

L'Asile reçoit des pensionnaires qui sont divisées en trois classes. Les deux premières habitent des quartiers séparés ; la troisième est répartie dans les quartiers de la quatrième classe. L'impossibilité où se trouve l'Administration de l'Asile de loger autrement cette classe de malades est une preuve de plus qu'il est de la dernière urgence de construire un pensionnat qui, par la variété de sa distribution et de ses dispositions, soit en harmonie avec les exigences et les ressources des familles.

Il n'est pas nécessaire qu'une malade aliénée soit logée et nourrie avec luxe ; mais il ne faut pas non plus qu'en entrant dans une maison de santé, elle se trouve étroitement et désagréablement logée. Une cellule étroite, comme celles que nos pensionnaires occupent, ne peut les affecter que péniblement.

Quant aux malades de la troisième classe, leur éducation peut avoir été aussi soignée, leur intelligence aussi développée, elles peuvent avoir le sentiment des convenances et de leur dignité à un aussi haut degré que les malades qui paient un prix de pension plus élevé ; et, pourtant, on est obligé de les confondre avec des malades sans éducation pour la plupart. Je sais bien que l'Administration, mue par les sentiments qui me dictent ces remarques, fait tout ce qu'il lui est possible de faire pour adoucir la situation de ces pensionnaires ; mais ce n'est pas assez : il faudrait une division, ou bien supprimer cette catégorie dans les Asiles, comme le veut M. Parchappe (1). Mais on ne la supprimera pas dans la société (2).

Depuis trois ans, nos pensionnaires sont divisées en tranquilles, en incommodes et en agitées. C'est une amélioration pour les malades qui sont habituellement tranquilles. Depuis mon Rapport pour l'année 1849, onze cellules du quartier des pensionnaires tranquilles ont perdu leurs grilles.

Le mobilier des pensionnaires a été amélioré : leurs lits ont un aspect de simplicité et de propreté qui plaît. Il manque encore plusieurs choses aux pensionnaires tranquilles surtout, et elles ont toutes de trop ce petit foyer d'infection situé dans l'épaisseur du mur de chaque cellule, qui remplace une chaise percée.

(1) *Loco citato,* pag. 97.

(2) L'Administration de l'Asile a compris que ces malades n'étaient pas dans une position convenable. Elle n'en admet plus ; elle ne conserve que celles qui sont depuis longtemps dans l'Asile et qui, faute de ressources, n'ont pu être placées à la seconde classe.

Le régime alimentaire de nos pensionnaires est bon et suffisamment varié. Leurs aliments sont très-bien et très-pro-
prement préparés.

En fait de récréation, les pensionnaires tranquilles ont, de
plus que les autres malades, la vue du jardin, depuis que M. le
Directeur a fait remplacer une portion du mur de ce quartier
par une grille. Elles vont aussi se promener dans le jardin et à
la campagne.

DEUXIÈME PARTIE.

DES CONDITIONS HYGIÉNIQUES LOCALES DE L'ASILE,

ET DE LA LOI DU 30 JUIN 1838
PAR RAPPORT AUX ALIÉNÉS NON DANGEREUX.

———

Nous voici à la seconde partie de notre Rapport ; nous allons nous occuper successivement des questions suivantes :

1º L'Asile, qui doit être en grande partie reconstruit, devrait-il l'être sur l'emplacement où il se trouve?

2º En restreignant l'application de l'article 18 de la loi du 30 juin 1838 aux malades aliénées qui sont dangereuses pour la sûreté des personnes, et en limitant à 10 le nombre des malades aliénées non dangereuses, M. le Préfet de la Gironde et MM. les Membres du Conseil général sont-ils entrés suffisamment dans l'esprit de la loi ?

3º Les idiots doivent-ils être considérés comme des aliénés?

4º Les épileptiques non aliénés, qui ne peuvent pourvoir à leur subsistance par leur travail, peuvent-ils compromettre l'ordre public ou être dangereux pour la sûreté des personnes ?

I. *L'Asile devrait-il être reconstruit sur l'emplacement où il se trouve?*

Pour répondre à cette question, il suffit d'avoir présentes à l'esprit les conditions locales que l'on doit rechercher toutes les fois qu'il s'agit de construire une maison de santé, et de voir celles que présente notre Asile.

1º On doit rechercher, autant que possible, un terrain élevé d'où la vue s'étende sur un paysage varié, parce que l'air s'y renouvelle facilement, et parce que rien ne fait sentir la privation de la liberté, n'attriste l'âme comme une vue bornée par des murs, ou une vue sans horizon.

2° Les eaux doivent y être abondantes et de bonne qualité ; c'est-à-dire qu'elles doivent être suffisamment aérées, pas trop chargées de substances salines, et ne pas contenir de substances animales.

3° On doit donner la préférence à un endroit situé à peu de distance de la ville, afin que les familles puissent s'y rendre en peu de temps et à peu de frais, soit pour y conduire leurs parents malades, soit pour venir les voir, et pour que l'Asile puisse, aux mêmes conditions, recevoir ses provisions ou les envoyer chercher (1).

4° Lors même qu'un établissement ne reçoit que des femmes, comme celui de Bordeaux, il est utile qu'il soit entouré de prairies : cela permet d'avoir une vacherie et une laiterie, qui fournissent des travaux, des occupations que des femmes peuvent faire en grande partie, sinon entièrement. Ces travaux sont de puissants moyens de traitement physique et moral pour les malades qui présentent des chances de guérison, et ils permettent à l'Asile d'utiliser les forces des malades affectées de maladies chroniques ou incurables.

Maintenant, à cet idéal, trop rapidement esquissé sans doute, comparons la réalité que nous présente l'Asile de Bordeaux.

1° Il est situé à quelques mètres seulement au-dessus du niveau moyen des eaux de la Garonne, et en contre-bas de tout le sol qui l'environne ; en sorte que celui de l'Asile forme, pour ainsi dire, le fond d'un entonnoir, et qu'il est à peu près impossible d'y creuser le sol à plus d'un mètre de profondeur

______

(1) Il ne convient pas non plus d'éloigner l'Asile du principal centre de population, afin de ne point rompre les liens de famille qui ne se relâchent que trop facilement. Sous ce rapport, l'Asile de Cadillac est on ne peut plus mal situé et sera toujours inférieur à celui de Bordeaux. On ne manquera pas de dire que beaucoup d'aliénées sont aussi éloignées de Bordeaux que de Cadillac. Je réponds que Bordeaux seul fournit plus de la moitié des aliénés du département, et qu'un grand nombre de circonstances appellent leurs parents à Bordeaux pour affaires et leur fournissent ainsi l'occasion de les voir, tandis qu'en allant à Cadillac, les parents des aliénés n'ont d'autre but que de voir ces derniers.

sans trouver l'eau, fait que nous avons pu constater lors de la construction de la portion d'égout qui traverse la corderie Barade. Cette humidité du sol est une grande cause d'insalubrité et rend la construction des caves impossible, à moins de dépenses assez considérables (1).

2° A cause de cette situation, la vue y est aussi bornée, aussi monotone et aussi triste que possible, et le renouvellement de l'air y est lent et difficile.

3° Les eaux y sont peu abondantes, puisque les puits se tarissent quelquefois pendant l'été, et elles sont insalubres.

4° L'Asile est au nord et au nord-est, sous le vent de nombreuses usines qui nous envoient de l'air mélangé de fumée, d'acide carbonique, d'acide sulfureux et des émanations de l'abattoir ; au midi et au sud–ouest, il reçoit les émanations des marais de Bègles et des sècheries de morue qui, quoi qu'on en dise, ne sont pas salubres.

5° Il est depuis quelque temps question d'une compagnie qui demanderait à être autorisée à établir au-delà de la rue Grattecap, qui longe le côté sud de l'Asile, un marché pour les bestiaux. Si ce projet se réalisait, nos malades seraient fatiguées, tourmentées jour et nuit par les mugissements des bœufs, des veaux, par les cris de plusieurs centaines de cochons, et elles seraient condamnées à respirer les émanations de leurs fumiers.

Cela étant, je dis que l'administration ne peut dépenser une somme considérable pour construire une maison de santé sur un emplacement qui est on ne peut plus impropre à une telle destination, et qu'il est de son devoir de faire l'acquisition d'un local offrant de meilleures conditions, ce qui ne serait pas difficile.

II. *En restreignant l'application de l'article* **18** *de la loi du* 30 *juin* 1838 *aux malades dangereuses, et en limitant à* **10** *le nombre des placements, aux frais du département et des commu-*

---

(1) Les médecins et la majorité de ceux qui se sont occupés de l'étiologie des épidémies, et de celle du choléra en particulier, considèrent avec raison l'humidité du sol comme la plus pernicieuse de toutes les causes.

nes , des aliénées non dangereuses, **M.** *le* **Préfet** *de la* **Gironde** *et* **MM.** *les* **Membres** *du* **Conseil** *général sont-ils entrés suffisamment dans l'esprit de la loi?*

Je prends ma réponse à cette question, en grande partie, dans un Rapport que j'ai eu l'honneur d'adresser à **M.** le Préfet, en réponse à une lettre du 18 novembre 1852 qu'il avait adressée à **M.** le Directeur, en l'invitant à me la communiquer :

« En limitant à 10 le nombre des malades aliénées indigentes non dangereuses, dont le Conseil général a autorisé l'admission gratuite dans l'Asile, au compte du département et des communes, par application de la loi du 30 juin 1838, le Conseil général ne me paraît pas être entré assez largement dans l'esprit de la loi.

» La société n'avait pas attendu jusqu'au 30 juin 1838 pour mettre les aliénés dangereux dans l'impossibilité de nuire. Mais la loi, en autorisant le préfet de police à Paris, et les préfets . dans les départements, à ordonner d'office le placement des aliénés dangereux dans un asile, montre déjà que l'esprit de bienfaisance et de charité domine en elle l'esprit d'ordre. En effet, elle voit avant tout dans l'aliéné un malade. Que faut-il à un malade? Un médecin. Elle sauvegarde la société contre un de ses membres devenu nuisible, et elle met à la disposition du malade les secours que son état réclame. Ce qui ne peut laisser aucun doute sur les intentions charitables du législateur, c'est la manière dont **M.** le Ministre de l'intérieur s'exprimait dans son rapport lu le 28 avril 1838 à la Chambre des Pairs : « En résumé, disait **M.** le Ministre, la loi doit présenter trois prin-
» cipaux caractères : c'est une loi de police et de sûreté à l'é-
» gard des citoyens, une loi de bienfaisance et de tutelle à l'é-
» gard de l'aliéné, une loi de charité publique à l'égard de ces
» infortunés que leur position et celle de leur famille laisseraient
» sans ressources. » Maintenant, qu'il me soit permis, disais-je, de mettre sous les yeux de **M.** le Préfet une opinion que lui-même et **MM.** les Membres du Conseil général ne refuseront pas de prendre en considération : c'est celle de **M.** le docteur Parchappe, inspecteur général de première classe des établissements publics d'aliénés : « Il y a encore en France, dit

» notre savant confrère, un trop grand nombre d'administra-
» tions départementales qui hésitent à accepter avec toute sa
» portée la mission de bienfaisance publique que la législation
» de 1838 leur a confiée. Tantôt on conteste le titre au secours
» en invoquant la nature même de la maladie, et *en contestant*
» *à l'idiot les droits de l'aliéné : c'est ainsi que les enfants ont été*
» *généralement repoussés des asiles. Tantôt on restreint le de-*
» *voir du département en excluant du droit à obtenir le bénéfice*
» *de la loi les aliénés qualifiés non dangereux : c'est ainsi que*
» *dans plusieurs départements le petit nombre des aliénés secou-*
» *rus exprime bien moins l'état véritable des besoins du service*
» *public dans la circonscription, que le résultat de l'insuffisance*
» *des secours. C'est en s'appuyant sur les faits produits par cette*
» *application parcimonieuse de la loi que les administrations lo-*
» *cales se trouvent conduites à repousser, soit toute proposition*
» *de création d'asile , soit à contester la nécessité de donner aux*
» *asiles créés ou projetés les développements réclamés par les be-*
» *soins vrais du service.*
» Pour combattre cette tendance des administrations loca-
» les à restreindre aux aliénés dangereux l'obligation départe-
» mentale de secours, j'ai eu plusieurs fois à invoquer dans
» mes inspections les principes généraux de la science qui dé-
» terminent, d'après la nature des choses, la destination à
» donner aux asiles d'aliénés , et qui, heureusement pour no-
» tre pays, se trouvent consacrés, dans ce qu'ils ont de plus
» essentiel, par notre législation, ainsi que le prouvent le
» deuxième paragraphe de l'art. 25 de la loi du 30 juin 1838,
» et l'interprétation donnée à cet article par la circulaire mi-
» nistérielle du 5 août 1839. Le paragraphe de la loi qui fait
» partie de la section consacrée à régler les dépenses du ser-
» vice des aliénés est ainsi conçu : « Les aliénés dont l'état
» mental ne compromettrait point l'ordre public ou la sûreté
» des personnes, y seront également admis (dans l'établisse-
» ment appartenant au département ou avec lequel il aura
» traité) sous les formes, dans les circonstances et aux condi-
» tions qui seront réglées par le Conseil général sur la propo-
» sition du préfet et approuvées par le ministre. » La circulaire ministérielle pose ces principes : « Tout aliéné dangereux

» doit d'abord, dans un intérêt de sûreté générale, être sé-
» questré, et, s'il ne possède aucune ressource, il doit être
» traité aux frais de l'administration publique. *Mais l'obligation*
» *départementale ne s'arréte point là : la loi du 30 juin 1838 n'est*
» *pas seulement une loi de police, c'est aussi une loi de bienfai-*
» *sance.* Il est des aliénés dont la condition est trop déplorable,
» quoiqu'ils ne menacent point la sécurité des citoyens, pour
» que la société ne leur vienne pas en aide. *Tous ceux surtout*
» *qui sont en proie aux premiers accès d'un mal que l'art peut*
» *dissiper, doivent étre admis à recevoir les secours de la science*
» *et de la charité.* Lorsque, sur tous les points du territoire fran-
» çais, des hôpitaux sont ouverts aux diverses maladies qui
» frappent l'humanité, *la plus cruelle de toutes, l'aliénation*
» *mentale,* ne saurait être privée de ce bienfait (1). »

III. *Les idiots doivent-ils être considérés comme des aliénés?*

M. le Préfet dit non. Esquirol dit aussi, il est vrai : « Que
» l'idiotie n'est pas une maladie, que c'est un état dans lequel
» les facultés intellectuelles ne se sont jamais manifestées, ou
» n'ont pu se développer assez pour que l'idiot ait pu acquérir
» les connaissances relatives à l'éducation que reçoivent les individus de son âge et placés dans les mêmes circonstances
» que lui. L'idiotie, dit le même auteur, commence avec la
» vie, ou dans cet âge qui précède l'entier développement des
» facultés intellectuelles et affectées ; les idiots sont ce qu'ils
» doivent être pendant tout le cours de leur vie ; tout décèle en
» eux une organisation imparfaite ou arrêtée dans son déve-
» loppement.
» L'idiot est seul, isolé, en quelque sorte, du reste de la
» nature. »
Esquirol admet deux degrés dans l'idiotie : au premier, c'est
l'imbécillité ; quant à l'idiotie proprement dite, il la considère
comme le dernier degré de la dégradation humaine.
L'idiot non seulement n'a point d'idées, mais il ne peut en

(1) *Des Principes à suivre dans les fondations et la construction des asiles d'aliénés,* pag. 58-59.

avoir ; il perçoit à peine, parce qu'il sent mal ; il ne parle pas, ou, s'il prononce quelques mots, il n'en peut comprendre le sens. L instinct de la conservation, qui se rencontre dans toute la hiérarchie des êtres animés, lui manque. Esquirol a eu, à la Salpétrière, une idiote qui fut trouvée couchée à côté du cadavre de sa mère que l'on jugea morte depuis trois jours !

Les idiots réclament des soins domestiques très-attentifs et très-assidus. Les idiots ne sont pas des aliénés ordinaires, ils sont plus aliénés qu'aucun autre aliéné ; de même que l'aveugle-né, le sourd de naissance sont plus aveugles, plus sourds que ceux dont la vue est plus ou moins trouble, la surdité plus ou moins absolue. En effet, qu'est-ce qu'un aliéné ? C'est, moralement, un étranger *(homo alienus)* ; c'est un homme séparé de la société. Pourquoi ? Parce qu'il ne sent pas, ne perçoit pas, ne pense pas, n'agit pas comme ceux dont la société se compose. Or, qu'y a-t-il de plus aliénés, de plus étrangers à la société, de plus séparés d'elle que les malheureux qui nous offrent le triste et humiliant spectacle de l'humanité descendue au dernier terme de la dégradation ?

Les idiots ne peuvent être abandonnés à eux-mêmes : l'humanité, la morale et la sûreté des personnes ne le permettent pas.

L'humanité : car, abandonné à lui-même, l'idiot ne peut se vêtir ; l'idiot mourra de faim entouré d'aliments, ou bien il dévorera tout ce qui se trouvera sous sa main ; il croupira dans sa propre fange, et souvent s'en fera un affreux aliment (1).

La morale : car, parvenu à l'âge où l'instinct de la reproduction se fait sentir, étranger à tout sentiment de pudeur, l'idiot s'abandonnera à l'onanisme avec une espèce de fureur, et, si c'est une jeune fille, elle servira à assouvir la lubricité brutale d'êtres presque aussi dégradés qu'elle. — Est-ce donc seu-

(1) A part le danger qu'il fait courir aux autres, l'idiot est, sous le rapport de la satisfaction de ses propres besoins, dans un état analogue à celui du nouveau-né. Comment se fait-il que la loi, qui punit la mère et les parents qui laissent périr l'enfant faute de soins, semble autoriser, par son silence, le crime d'homicide par négligence ou imprudence, à l'égard des malheureux idiots ?

lement la morale qui souffre de ces turpitudes ? La société n'a-t-elle rien à craindre de ces monstrueux accouplements ?

La sûreté des personnes, enfin : car trop de faits prouvent que des malfaiteurs se sont souvent servis des idiots et des imbéciles pour commettre des crimes, pour que la société ne se sente pas vivement intéressée à ce que ces êtres dégradés soient l'objet d'une surveillance à la fois tutélaire et répressive.

Mais on dit : « La société fait ce qu'elle peut; et si elle ne peut subvenir à alléger le poids de toutes les infortunes, à soulager toutes les souffrances, il ne faut pas l'en blâmer. Une société bien organisée est souvent comme un ménage où, faute de moyens, on est obligé, par prudence, de s'abstenir de dépenses que l'on aurait le plus grand désir de faire. » J'accepte bien volontiers cette comparaison, elle me paraît juste. Eh bien ! dans un ménage où règnent les sentiments du devoir, de l'humanité, de la charité, pour qui seront les premiers sacrifices ? en faveur de qui, les privations souvent douloureuses que l'on s'imposera ? Voyez-vous cet être infirme, souffrant, privé de *cette lumière qu'apporte tout homme en venant au monde ?* Eh bien ! c'est pour subvenir à ses besoins, pour les prévenir, que l'on s'imposera de grandes privations, que l'on fera de grands sacrifices.

Sans doute, il y a pour les idiots, comme pour les autres aliénés, des distinctions à faire : si leurs parents peuvent les soigner, les surveiller, ils n'ont rien à faire dans un asile à titre gratuit.

IV. *Les épileptiques non aliénés qui ne peuvent pourvoir à leur subsistance par leur travail, peuvent-ils compromettre l'ordre public ou la sûreté des personnes ?*

M. l'inspecteur général Parchappe me prêtera encore ici l'appui de son expérience et de sa haute raison : « Les asiles, » dit-il, doivent être fondés pour recevoir tous les aliénés, » c'est-à-dire, les *fous, les idiots et les imbéciles.* »

» On peut se demander s'il n'y aurait pas de l'utilité à » ajouter à ces trois catégories de malades celle des épilepti-

» ques. Il y a entre l'aliénation mentale et l'épilepsie une
» grande affinité. L'épilepsie se complique très-fréquemment
» de folie. Lors même que l'épilepsie est simple, pour peu que
» les accès tendent à se rapprocher, elle entraîne comme con-
» séquence un trouble plus ou moins complet et plus ou
» moins durable de la raison. Il est souvent très-difficile de se
» prononcer sur la question de savoir si l'épilepsie est simple
» et où commence la folie épileptique.

» Le trouble de la raison qui succède aux accès de l'épilep-
» sie, offre habituellement les caractères de la manie furieuse,
» et les plus dangereux maniaques sont, sans contredit, les
» maniaques épileptiques. L'épilepsie habituelle entraîne ou
» l'incapacité de travail libre, ou l'impossibilité de se procurer
» du travail par suite de la répulsion qu'inspire cette maladie.
» *L'utilité d'isoler les épileptiques dans leur propre intérêt et*
» *dans l'intérêt de la société, ne saurait être contestée.* »

Cette opinion à laquelle M. Parchappe donne une grande autorité, je l'ai toujours professée. Or, l'Administration se trouve
dans cette alternative : d'avoir des maisons de refuge pour les
idiots abandonnés ou dangereux, pour les imbéciles et pour les
épileptiques, ou de les admettre dans les asiles d'aliénés; car
ces malheureux ne peuvent être abandonnés à eux-mêmes, ni
la société exposée à souffrir de leur présence.

En résumé, la loi du 30 juin 1838 a voulu :

1° Que les aliénés dangereux fussent placés d'office dans un
asile, soit à leurs frais, soit aux frais de la commune et du département;

2° Que les aliénés non dangereux qui présentent des chances de guérison, pussent trouver dans un asile les soins et les
moyens de traitement qu'ils trouveraient *gratuitement* dans un
hôpital civil, s'ils étaient affectés d'une maladie sans délire;

3° Que ceux qui sont atteints d'aliénation chronique, sans
appui, et que la société repousse à cause de leurs infirmités, y
trouvassent un refuge.

TROISIÈME PARTIE.

STATISTIQUE MÉDICALE.

En vertu d'une décision de M. le Ministre de l'intérieur, l'Asile de Bordeaux a été exclusivement consacré aux femmes, et celui de Cadillac aux hommes aliénés. Les hommes qui ont été soignés dans l'Asile de Bordeaux, à partir du 1er janvier 1844 jusqu'au 8 juillet 1845, époque de l'échange qui a dû s'opérer entre les deux Asiles en exécution de cette décision, ne sont pas compris dans cette statistique.

Le problème qui se pose, pour ainsi dire de lui-même, dans l'esprit des personnes qui s'occupent des résultats que l'on obtient dans une maison de santé, est le suivant : Sur un nombre donné de malades traités, combien y a-t-il de guérisons et combien de décès ? La réponse est facile : — Au premier janvier 1844, il y avait 106 femmes malades dans l'Asile ; depuis cette époque jusqu'au 1er janvier 1854, il en est entré 890 ; ce qui fait un total de 996 malades soignées dans l'Asile pendant une période de dix ans.

Sur ce nombre, il y a eu 267 sorties et 343 décès.

Les guérisons et améliorations ont donc été de 26.80 p. 100, et les décès se sont élevés à 34.43 p. 100.

Ce dernier rapport eût été moins défavorable sans l'épidémie de choléra de 1849, qui, en moins d'un mois, enleva 73 malades sur 118 qui furent atteintes à des degrés divers.

Mais, ces résultats connus, on veut savoir encore quel a été le mouvement de cette population malade ou maladive ; quelles sont, dans cette maladie, les influences directes ou réciproques de l'âge des malades, de la forme ou du caractère dominant de leur délire, de leur profession, de leur position sociale, de leur éducation, de leur état civil, de leur origine, et

autant que possible quelles sont les causes de l'aliénation mentale. L'hérédité joue-t-elle ici un rôle plus important que
dans les autres maladies ? Je ne puis avoir la prétention de répondre à ces questions ; mais il est de mon devoir de faire
connaître les faits que j'ai recueillis, et qui pourront peut-
être, un jour, servir à y répondre.

1° *Le mouvement de la population.*

Le mouvement de la population malade de l'Asile présente
le tableau suivant :

ANNÉES.	SITUA-TION au 1er janv.	ENTRÉES		TOTAUX annuels des malades traitées.	SORTIES		TOTAUX annuels des sorties.	DÉCÈS.
		d'office.	volon-taires.		guéries.	non guéries.		
Détail de la situation au 1er janv. 1844...		87	19					
1844......	106	38	7	151	16	3	19	16
1845......	114	144	36	294	25	10	35	17
1846......	242	74	14	330	19	6	25	21
1847......	284	87	12	383	24	10	34	37
1848......	312	61	7	380	16	10	26	35
1849......	319	74	10	403	40	23	63	100
1850......	240	79	12	331	28	12	40	24
1851......	267	89	15	371	26	21	47	39
1852......	297	66	15	378	37	31	68	35
1853......	275	23	27	325	36	»	36	19
		822 + 174 = 996			267	126	393	343

Ce que j'ai dit en commençant cette statistique donne la raison de l'exception que nous offre l'année 1844.

On voit, par le nombre des placements d'office, que les besoins de la population indigente malade et aliénée sont restés sensiblement les mêmes jusqu'en 1853. Ainsi, pendant neuf ans, le nombre des placements d'office a oscillé entre 61 et 89. Nous ne pensons pas que l'abaissement que le nombre de ces placements a subi en 1853 soit une conséquence de la diminution des besoins de la classe indigente malade et maniaque.

Le nombre des malades traitées a été de 294 en 1845, de 403 en 1849 ; pour les autres années, nous avons les limites 325 et 383. — La moyenne annuelle a été de 334.6, celle des placements d'office de 82.20, et celle des placements volontaires de 17.40.

Le nombre total des malades sorties guéries ou améliorées s'élève à 267 ; celui des malades sorties non améliorées ou qui n'ont fait pour ainsi dire que passer, à 126. Le total des sorties est donc de 393 ; ce qui donnerait une moyenne de 38.45 p. 100. Mais, en ne considérant que les sorties pour cause de guérison ou amélioration, les seules qui aient de la valeur, on a seulement 26.80 guérisons p. 100, et encore ce rapport est-il un peu trop fort, puisque 11 personnes qui n'étaient pas aliénées figurent au nombre des sorties pour cause d'amélioration. Si l'on déduit ces 11 sorties, la moyenne se trouve réduite à 26.70 p. 100.

Sur 996 malades, il y a eu en dix ans 343 décès, ou 34.30 par an. Nous avons déjà fait remarquer l'influence de l'année 1849, où, à cause de l'épidémie de choléra, le nombre des décès s'élève à 100. Si l'on retranchait les 73 décès causés par cette épidémie, il ne resterait plus que 37 décès pour la mortalité de cette année. Mais, comme la population de l'Asile avait atteint un maximum, il est permis de supposer que le nombre des décès aurait pu s'élever à 45 sans influence épidémique. Dans cette hypothèse, la moyenne des décès eût été seulement de 28.80 au lieu de 34.30. Tel a été le mouvement de la population de l'Asile pendant une période de dix ans.

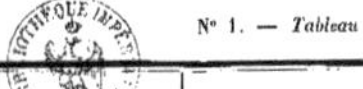

N° 1. — *Tableau indiquant les rapports entre l'âge des malades et le nombre des entrées, des sorties et des décès*

1844 – 1846

AGE des MALADES.	1844. Situation au 1er jour.	Entrées.	Traités.	Sorties.	Décédés.	1845. Situation au 1er jour.	Entrées.	Traités.	Sorties.	Décédés.	1846. Situation au 1er jour.	Entrées.	Traités.	Sorties.	Décédés.
De 10 à 20 ans.	10	1	11	0	0	11	9	20	1	1	18	8	26	4	0
20 à 30...	19	7	26	4	2	20	29	49	7	5	36	25	61	5	5
30 à 40...	25	5	30	6	2	22	45	67	5	2	56	16	72	3	4
40 à 50...	33	11	44	4	4	34	42	76	7	5	62	20	82	3	4
50 à 60...	11	10	21	4	3	14	29	43	3	1	38	11	49	2	3
60 à 70...	5	9	14	2	3	9	19	28	1	1	26	5	31	0	4
70 à 80...	2	2	4	0	1	3	5	8	1	1	3	5	8	0	1
80 à 90...	1	0	1	0	0	1	2	3	0	1	1	0	1	0	0
	106	45	154	16	16	114	180	294	25	17	212	88	330	10	21

1847 – 1849

AGE des MALADES.	1847. Situation au 1er jour.	Entrées.	Traités.	Sorties.	Décédés.	1848. Situation au 1er jour.	Entrées.	Traités.	Sorties.	Décédés.	1849. Situation au 1er jour.	Entrées.	Traités.	Sorties.	Décédés.
De 10 à 20 ans.	21	3	24	2	2	10	15	25	1	1	23	4	27	3	4
20 à 30...	51	30	81	6	5	68	10	78	7	8	60	19	78	7	11
30 à 40...	63	21	84	3	6	71	13	84	3	7	72	22	94	6	22
40 à 50...	72	24	96	4	8	78	17	92	1	9	70	16	95	9	21
50 à 60...	43	17	60	2	8	48	9	57	3	5	48	9	57	10	20
60 à 70...	26	4	30	0	3	26	8	34	1	3	30	8	36	1	16
70 à 80...	7	1	8	0	5	4	3	7	0	1	6	9	15	1	7
80 à 90...	1	1	2	0	1	1	2	3	0	1	2	0	2	0	1
	281	106	385	24	37	312	98	380	18	23	319	84	403	40	100

1850 – 1853

AGE des MALADES.	1850. Situation au 1er jour.	Entrées.	Traités.	Sorties.	Décédés.	1851. Situation au 1er jour.	Entrées.	Traités.	Sorties.	Décédés.	1852. Situation au 1er jour.	Entrées.	Traités.	Sorties.	Décédés.	1853. Situation au 1er jour.	Entrées.	Traités.	Sorties.	Décédés.
De 10 à 20 ans.	15	9	24	1	3	20	8	28	2	2	22	3	40	1	3	21	2	23	3	0
20 à 30...	48	20	68	8	1	39	18	77	5	3	45	10	73	10	5	52	10	62	5	5
30 à 40...	66	16	82	0	2	61	20	90	5	3	78	22	100	11	15	60	17	85	11	5
40 à 50...	63	24	93	7	4	65	40	85	5	4	73	25	98	6	7	79	8	87	8	1
50 à 60...	26	8	34	2	3	31	17	18	3	8	35	11	51	5	2	40	6	46	7	0
60 à 70...	15	12	27	1	5	18	9	27	0	8	16	7	14	3	2	10	4	14	5	3
70 à 80...	7	4	11	0	4	7	7	11	0	5	7	0	7	1	5	2	3	5	1	1
80 à 90...	2	2	2	0	2	2	2	4	0	2	2	0	2	0	0	2	0	2	0	1
	240	91	331	28	24	207	104	371	26	39	297	81	378	37	35	273	30	285	56	19

N° 2. — *Tableau indiquant les rapports entre l'âge des malades et les entrées.*

PÉRIODES DÉCENNALES de L'AGE DES MALADES.	SITUATION au 1er janvier 1844.	ENTRÉES de 1844 à 1854. 1844.	1845.	1846.	1847.	1848.	1849.	1850.	1851.	1852.	1853.	TOTAUX.
De 10 à 20 ans..............	10	1	5	8	5	6	4	6	5	3	2	91
20 à 30	19	7	29	25	30	10	40	26	18	19	10	157
30 à 40	25	5	43	16	21	13	22	16	24	22	47	248
40 à 50	33	11	42	20	22	17	13	20	19	23	8	250
50 à 60	11	10	20	11	17	9	9	8	17	16	6	125
60 à 70	5	9	10	3	4	6	6	12	9	7	4	88
70 à 80	2	2	5	3	1	5	2	4	7	0	3	39
80 à 90	1	0	4	0	1	2	0	2	2	0	0	10
	106	45	180	88	90	68	84	91	101	81	59	996

2° *De l'influence de l'âge sur le nombre des femmes aliénées, et sur les guérisons et les décès.*

Dans le tableau n° 1, on trouve les rapports annuels entre huit périodes décennales de la vie de la femme et l'aliénation mentale, abstraction faite de la forme du délire. Il indique aussi, pour chaque période, le nombre des sorties et celui des décès.

Dans le tableau n° 2, en ne tenant compte que des entrées, on apprécie plus facilement l'influence de l'âge sur le mouvement des maladies qui se compliquent de délire maniaque, etc.

De l'examen de ces deux tableaux, on tire cette conséquence que, chez la femme, le nombre des malades aliénées va en croissant de dix ans jusqu'à cinquante ans. En effet, nous avons 61 malades de dix à vingt ans, 197 de vingt à trente ans, 228 de trente à quarante ans, et 230 de quarante à cinquante ans. Puis, le nombre des malades va diminuant avec la vie jusqu'à quatre-vingt-dix ans dans une progression rapidement décroissante, représentée par les nombres 143, 88, 39, 10

On peut donc représenter le mouvement d'élévation et d'abaissement de la maladie par la progression croissante en raison triple et presque quadruple, et décroissante en raison triple, puis double seulement, comme il suit :

$$6 : 19.7 : 22.8 : 23 : 14.3 : 8.8 : 3.9 : 1$$

ou, ce qui est à peu près la même chose :

$$6 : 20 : 23 : 23 : 14 : 9 : 4 : 1.$$

D'où l'on conclut que, de vingt à trente ans, il y a plus de trois fois plus de femmes aliénées que de dix à vingt ou que de quinze à vingt; et que, de trente à quarante, il y en a presque quatre fois plus que pendant la période de l'adolescence. De quarante à cinquante ans, la chance de perdre la raison s'accroît encore pour la femme; puis, moins rapidement qu'elle ne s'est élevée, elle semble décroître. Je dis, elle semble, par la raison que je viens d'indiquer : c'est que de celles qui sont entrées ensemble dans la carrière de la vie, un petit nombre seulement survit, et que les autres vont rapidement s'éteignant.

Du tableau nº 1, on déduit les rapports suivants, entre l'âge des malades, le nombre des entrées et des sorties :

PÉRIODES DÉCENNALES de L'AGE DES MALADES.	SITUATION au 1er janv. 1844.	ENTRÉES.	SORTIES.	TOTAL des malades traitées	NOMBRE MOYEN pour chaque période.
De 10 à 20 ans . . .	10	51	18	61	6.10
20 à 30	19	178	62	197	19.70
30 à 40	25	203	65	228	22.80
40 à 50	33	197	60	230	23.00
50 à 60	11	132	39	143	14.30
60 à 70	5	83	19	88	8.80
70 a 80	2	37	4	39	3.90
80 à 90	1	9	0	10	1.00
	106	890	267	996	

C'est-à-dire que, de dix ans à vingt ans, il est sorti une malade sur 2.83 ; de vingt à trente, une malade sur 2.87 ; de trente à quarante, une malade sur 3.12 ; de quarante à cinquante, une malade sur 3.28 ; de cinquante à soixante, une malade sur 3.38 ; de soixante à soixante-dix, une malade sur 4.36 ; et de soixante-dix à quatre-vingts, une malade sur 9.25. Il va sans dire que ces rapports seraient moins favorables si l'on ajoutait aux entrées le nombre des malades qui constituaient la situation au 1er janvier.

D'où il suit que, de dix à trente ans, la probabilité en faveur de la guérison est de 1/3, de plus de 1/4 de trente à soixante, de plus de 1/5 de soixante à soixante-dix, et de moins de 1/9 de soixante-dix à quatre-vingts ans.

Tableau indiquant les rapports entre l'âge et les décès.

Périodes décennales DE L'AGE DES MALADES.	1844 Décès	1845 Décès	1846 Décès	1847 Décès	1848 Décès	1849 Décès	1850 Décès	1851 Décès	1852 Décès	1853 Décès	TOTAL DES DÉCÈS.	RAPPORTS MOYENS.
De 10 à 20 ans.	0	1	0	2	1	4	3	2	3	0	16	3.810
20 à 30 . . .	2	5	5	5	8	11	1	5	5	5	52	3.400
30 à 40 . . .	2	2	4	5	7	20	2	5	13	3	63	3.019
40 à 50 . . .	4	5	4	8	9	21	4	4	7	4	70	3.285
50 à 60 . . .	4	1	3	8	5	20	5	8	2	0	56	2.550
60 à 70 . . .	3	1	4	5	5	16	5	8	2	5	52	1.690
70 à 80 . . .	1	1	1	3	1	7	4	5	3	1	27	1.444
80 à 90 . . .	0	1	0	1	1	1	0	2	0	1	7	1.428
	16	17	21	37	35	100	24	39	35	49	343	

D'après ce tableau, les chances de mortalité seraient plus grandes pour les femmes de vingt à trente ans que de dix à vingt ans; elles seraient à peu près équivalentes de trente à quarante ans et de dix à vingt ans; et ces chances ne seraient pas beaucoup plus favorables de vingt à trente ans que de quarante à cinquante ans. Mais, ici, on est encore obligé de tenir compte de l'influence de l'épidémie de 1849. En effet, si l'on compare la mortalité de cette année avec celle des années antérieures ou postérieures, on voit que les chiffres de 1849 sont deux fois, trois fois et même quatre fois plus forts que ceux des autres années, et que l'influence de l'âge se traduit par des rapports qui diffèrent beaucoup du rapport moyen. Ainsi, on a pour 1849 les rapports suivants :

$$\text{De 10 à 20 ans} \quad \frac{27}{4} = 6.75$$

$$20 \text{ à } 30 \quad \frac{78}{11} = 7.09$$

$$30 \text{ à } 40 \quad \frac{94}{20} = 4.70$$

$$40 \text{ à } 50 \quad \frac{94}{21} = 4.47$$

$$50 \text{ à } 60 \quad \frac{57}{20} = 2.85$$

$$60 \text{ à } 70 \quad \frac{36}{16} = 2.25$$

$$70 \text{ à } 80 \quad \frac{15}{7} = 2.14$$

$$80 \text{ à } 90 \quad \frac{2}{1} = 2.00$$

Cette circonstance diminue la valeur des inductions que l'on pourrait tirer des tableaux précédents quant aux chances de mortalité.

3° *De l'influence de la forme de l'aliénation mentale sur le nombre des malades traitées et sur le nombre des sorties et des décès.*

Les degrés très-différents du délire maniaque, les penchants, les inclinations, les passions, l'incohérence plus ou moins complète, la fixité des idées, l'affaissement de la pensée, qui souvent le caractérisent et lui donnent une forme, après avoir,

Tableau indiquant les rapports entre les formes de l'aliénation mentale, les sorties et les décès de 1844 à 1854.

FORMES de L'ALIÉNATION MENTALE	1844			1845			1846			1847			1848			1849			1850			1851			1852			1853		
	Traitées	Sorties	Décédées	Traitées	Sorties	Décédées	Traitées	Sorties	Décédées	Traitées	Sorties	Décédées	Traitées	Sorties	Décédées	Traitées	Sorties	Décédées	Traitées	Sorties	Décédées	Traitées	Sorties	Décédées	Traitées	Sorties	Décédées	Traitées	Sorties	Décédées
Érotique	2	2	0	3	2	0	3	0	0	4	0	0	5	0	0	5	0	0	3	0	0	3	0	0	6	0	0	8	0	0
Hystérique	5	2	0	7	0	0	6	0	0	9	1	0	8	0	0	8	2	0	9	1	0	11	0	1	13	0	0	10	2	0
Épileptique	6	0	2	10	0	4	31	3	3	30	2	2	29	0	6	25	3	3	19	0	1	24	2	3	23	0	3	18	0	1
Mélancolique — simple	13	3	1	22	1	1	27	4	3	28	3	3	26	3	2	23	4	3	24	4	4	26	4	9	24	6	4	10	9	1
Mélancolique — religieux	9	1	1	12	2	1	12	1	1	14	2	0	14	1	2	14	3	3	9	4	1	6	0	0	9	3	2	6	0	1
Mélancolique — démoniaque	4	1	0	9	0	0	11	1	0	12	1	2	11	0	0	13	1	3	11	2	2	10	1	1	11	3	1	10	0	2
Mélancolique — suicide	5	1	0	3	0	0	4	0	0	3	0	1	7	1	0	12	3	3	7	0	0	7	1	0	7	0	0	9	2	0
Mélancolique — homicide	1	0	0	5	0	0	5	0	0	4	0	0	4	0	0	5	0	0	5	0	0	6	0	0	9	0	1	8	0	0
Mélancolique — stupide	3	0	0	9	0	0	11	0	0	15	2	2	11	1	0	22	5	2	17	1	0	11	1	0	11	0	1	7	0	0
Maniaque partiel — continuel	13	2	0	27	9	0	27	3	1	37	4	0	39	3	5	38	3	6	38	6	0	31	6	0	33	12	0	38	5	5
Maniaque partiel — périodique	2	1	0	7	1	0	8	0	0	13	0	0	13	1	0	14	2	3	9	0	0	14	1	0	18	3	0	16	0	0
Maniaque général — continuel	44	0	6	70	8	2	88	4	6	90	6	9	90	3	3	110	11	31	84	8	4	78	6	3	83	10	3	77	5	3
Maniaque général — périodique	8	1	0	10	1	0	13	1	0	15	2	0	13	1	0	11	0	2	11	1	0	9	2	0	8	0	0	7	2	0
Démence	12	0	3	28	0	3	27	0	4	31	0	6	31	0	7	36	0	13	27	0	4	42	1	16	29	0	8	20	4	2
Aphénie	4	1	2	11	1	0	13	2	0	16	1	0	15	0	2	12	1	4	6	1	0	13	1	1	12	0	0	13	4	1
Imbécillité	5	0	0	16	0	0	19	0	0	22	0	0	30	0	6	28	0	10	26	0	5	27	0	2	27	0	4	24	1	1
Idiotie	2	0	0	8	0	1	8	0	0	8	0	2	7	0	0	7	0	1	6	0	0	7	0	0	8	0	2	6	1	1
Idiotie épileptique	3	0	0	6	0	0	6	0	0	6	0	2	4	0	0	6	0	2	6	0	1	7	0	0	8	0	1	8	0	0
Délire paralytique	7	0	3	10	0	5	10	0	3	14	0	7	10	0	4	9	0	5	7	0	4	10	0	3	15	0	5	15	0	5
Cas douteux	3	1	0	6	0	0	1	0	0	3	0	1	6	0	0	5	2	0	3	0	0	0	0	0	4	0	0	0	1	0
	151	16	18	294	25	17	350	19	21	385	24	37	380	16	33	403	40	100	531	28	24	371	26	39	378	37	33	325	36	19

(Les formes Érotique à Maniaque général périodique sont groupées sous DÉLIRE; Démence à Délire paralytique sous PHRÉNASTHÉNIE. Les sous-formes simple, religieux, démoniaque, suicide, homicide, stupide relèvent de Mélancolique; continuel et périodique se partagent entre Maniaque partiel et Maniaque général.)

pendant longtemps, attiré d'une manière tout à fait exclusive l'attention, non seulement des gens du monde, des hommes de loi et des exorcistes, mais encore des médecins, ne sont plus considérés par ces derniers que comme les symptômes plus ou moins constants d'une lésion fonctionnelle ou organique. Cela n'empêche pas, cependant, que la maladie n'ait souvent son point de départ dans un état particulier de l'âme et de l'intelligence, dans une perturbation morale qui a fait naître un trouble fonctionnel, lequel trouble fonctionnel a réagi et continue de réagir sur les facultés intellectuelles et sur le moral; cela n'empêche pas l'état moral, qu'il soit secondaire ou primitif, d'exercer une grande influence sur le physique. D'où il suit que, dans le traitement des maladies qui se compliquent de délire maniaque, il ne faut plus accorder une importance exclusive à l'élément psychique, comme on le faisait autrefois et comme quelques personnes veulent encore le faire, mais lui en accorder souvent une très-grande, et mettre en usage, avec une attention et une persévérance presque égales, les moyens de traitement physiques et moraux.

Le tableau ci-joint indique les rapports que nous avons trouvés entre la forme du délire, le nombre des malades traitées, les sorties et les décès.

Ainsi, le délire maniaque, ou l'incohérence de la pensée plus ou moins complète, caractérisé par des paroles et par des actes sans but rationnel, est la forme qui s'est le plus souvent présentée dans l'Asile : nous comptons 113 cas de délire maniaque partiel, 211 de délire maniaque général et 50 de délire maniaque périodique; en tout 374 cas de délire maniaque sur 996, ou environ 37.40 p. 100.

Après le délire maniaque vient le délire mélancolique. Cette forme d'aberration morale est suffisamment définie par l'épithète de mélancolique; mais elle offre à l'observateur des degrés fort différents que l'on peut, jusqu'à un certain point, rattacher à certaines lésions viscérales plutôt qu'à d'autres. Il est extrêmement rare que les différentes formes du délire mélancolique soient causées par une maladie idiopathique de l'encéphale. — Nous avons observé la mélancolie simple 100 fois, la mélancolie démoniaque 75 fois, la mélancolie suicide 21 fois,

la mélancolie homicide 10 fois, et la mélancolie stupide 24 fois.
— En tout, 230 cas de délire mélancolique, ou 23 p. 100.

Mais, afin de faire plus facilement saisir les rapports que
nous avons trouvés entre les différentes formes et les différents
degrés de l'aliénation mentale et l'influence qu'ils exercent sur
les guérisons et les décès, nous avons résumé nos tableaux dans
le tableau suivant :

FORMES de L'ALIÉNATION MENTALE			TRAITÉES.	Sorties guéries ou AMÉLIORÉES.	DÉCÉDÉES.
DÉLIRE	Maniaque	partiel	115	57	13
		général. . . .	211	60	70
		périodique . .	50	20	5
	Mélancolique	simple	100	45	34
		démoniaque .	75	53	25
		suicide	21	8	4
		homicide . . .	10	0	1
		stupide. . . .	24	8	5
	Épileptique.		63	11	30
	Érotique		12	2	0
	Hystérique		19	4	0
PHRÉNASTHÉNIE.	Démence		151	0	76
	Délire paralytique		62	0	42
	Imbécillité		54	8	26
	Idiotie simple.		15	0	6
	Idiotie épileptique		15	0	6
Cas douteux.			21	11	0
TOTAUX.			996	267	343

Sur les 267 sorties, on voit que 137 malades étaient affectées de délire maniaque. Les 37.55 p. 100 du total des malades traitées appartenaient donc à cette forme de l'aliénation mentale et ont donné plus de la moitié des guérisons.

113 malades affectées de délire partiel ont donné 57 sorties, ou une guérison pour 2 malades. Je dois dire ici que, par malades affectées de délire maniaque partiel, j'entends celles dont les fonctions cérébrales ne sont pas assez troublées pour les empêcher d'apprécier exactement, dans un grand nombre de circonstances, les rapports qui existent entre elles (ou eux) et le monde extérieur.

Le délire maniaque général nous a donné seulement 60 sorties sur 211 malades. Ce n'est guère qu'une guérison sur 4 malades, tandis que les décès s'élèvent à une malade sur 3.

Le délire périodique, ou intermittent, a donné 20 sorties et seulement 5 décès pour 50 malades. Mais il ne faut pas oublier que les récidives appartiennent naturellement, en grand nombre, à cette forme de délire.

Le délire mélancolique, ou lypémanie, a affecté 230 malades, ou les 43.30 p. 100 du nombre total des malades traitées. Sur ce nombre, 100 malades affectées de mélancolie simple ont donné 33 sorties et 25 décès ; d'où il suit que le délire mélancolique est une forme d'aliénation mentale moins curable que le délire maniaque.

Quant aux 243 décès, près de la moitié est due au délire maniaque général et à la démence, et plus des trois quarts sont fournis par ces deux formes réunies à la mélancolie, à l'épilepsie et au délire paralytique.

Sur le nombre des malades sorties guéries ou améliorées, il y a eu 97 rechutes ou récidives qui se distribuent ainsi :

2 malades ont eu chacune 4 rechutes	=	8
6	*id*............ 5	*id.*	= 18
22	*id*............ 2	*id.*	= 44
27	*id*............ 1	*id.*	= 27
57 malades.			97

D'où il suit que 210 malades, ou 199, en déduisant les 11

femmes non aliénées, ou bien encore 77.73 p. 100 de nos malades, n'ont pas éprouvé de récidives. Ce résultat est pour le moins aussi favorable que celui que l'on obtient pour un grand nombre de maladies non compliquées de lésion des fonctions cérébrales ou de trouble intellectuel.

La durée du séjour des malades dans l'Asile avant leur guérison ou leur décès est une question intéressante pour l'Administration et pour les médecins, et bien plus intéressante pour les malades. Il résulte du dépouillement que nous avons fait des registres de l'Asile que les 267 malades, moins les 11 non aliénées, ou les 256 malades sorties guéries ou améliorées, ont fait ensemble un séjour dont le total est de 517 ans 267 jours ; ce qui donnerait un séjour moyen d'environ 2 ans pour chaque malade. Mais, comme 35 malades sont restées à elles seules 124 ans, il ne reste plus que 393 ans pour 221 malades ; ce qui réduit le séjour moyen de celles-ci à 1 an 77 centièmes ou à 1 an 281 jours, soit 646 jours.

Sur les 343 malades qui sont décédées dans l'espace de dix ans dans l'Asile, 284 ont fait avant leur décès un séjour total de 1547 ans et 300 jours, ou bien de 564955 jours ; ce qui donne pour chaque malade un séjour moyen de 1989 jours.

Il résulte de ces chiffres un enseignement important pour l'Administration : c'est que le nombre des malades indigentes destinées à vivre et à mourir dans l'Asile aux frais du département et des communes, sera d'autant plus considérable qu'avant le placement la maladie aura vieilli et sera devenue chronique (1) ; c'est que l'Asile devrait, dans l'intérêt bien entendu du département, des communes et des malades, être construit et organisé de manière à pouvoir soigner presque gratis les pauvres, avec le revenu des pensionnaires et l'utile emploi des forces des indigentes.

La cause du décès a été vérifiée par l'autopsie du cadavre

______

(1) L'économie des fonds du département et des communes exigerait donc que les malades fussent placées dans l'Asile au début de leur maladie ; et, quand il s'agit d'accorder ou de refuser une admission, les chances de guérison devraient plutôt fixer l'attention de l'autorité que le caractère dangereux ou non dangereux du délire des malades.

cent soixante-cinq fois. Cela ne s'est jamais fait qu'avec l'assentiment des parents pour les pensionnaires. Comme nous n'avons et ne pouvons avoir de salle d'autopsie avant la reconstruction de l'Asile, nous avons été forcé, à l'époque de l'épidémie, de ne faire qu'un petit nombre d'ouvertures. Au reste, on sait que le diagnostic du choléra épidémique n'est pas difficile.

On voit, d'après le tableau suivant, que 93 malades ont succombé à des maladies dont le siége principal se trouvait dans le centre nerveux. Chez 3 malades seulement, des affections organiques du cœur nous ont paru avoir causé la mort; 87 malades ont eu des maladies du poumon qui l'ont amenée; elle a été causée 126 fois par des affections du tube digestif, 30 fois par des causes diverses, et 4 malades se sont suicidées. Deux de ces dernières se sont détruites dans l'Asile en trompant la surveillance des gardiennes et en se précipitant d'un premier étage; les autres se sont noyées après s'être évadées.

Tableau des maladies et des lésions organiques qui ont causé la mort des 343 malades décédées du 1ᵉʳ janvier 1844 au 1ᵉʳ janvier 1854.

MALADIES et LÉSIONS ORGANIQUES.	NOMBRE DES CAS.	TOTAUX.
Centres nerveux.		
1. Cérébrite aiguë..	1	
2. Cérébrite chronique ou ramollissement cérébral.	44	
3. Hémorrhagie cérébrale ou apoplexie.	18	
4. Congestion cérébrale ou pléthorémie.	13	
5. Congestion séreuse du cerveau.	6	
6. Induration de la substance blanche.	3	93
7. Gangréne partielle de la substance grise des circonvolutions cérébrales, cérébelleuses et des corps striés.	1	
8. Myélite chronique (hémiplégie).	5	
9. Consomption ou épuisement nerveux dû à la masturbation.	2	

MALADIES et LÉSIONS ORGANIQUES.	NOMBRE DES CAS.	TOTAUX.
Report.	...	93
Affections organiques du cœur.		
1. Anévrisme (dilatation et ramollissement des ventricules)	1	
2. Anévrisme et transformation du tissu musculaire en tissu adipeux.	1	3
3. Cancer du cœur, du pancréas, des glandes cervicales gauches et des glandes bronchiques.	1	
Maladies des poumons.		
1. Pneumonie	12	
2. Pleuropneumonie chronique.	23	
3. Emphysème pulmonaire	13	87
4. Tubercules pulmonaires	37	
5. Gangréne du poumon gauche.	2	
Maladies du tube digestif.		
1. Entérite aiguë.	3	
2. — chronique	23	
3. — gangréneuse	1	
4. Gastrohépatite chronique	12	
5. Paralysie du colon et du rectum	2	126
6. Fièvre typhoïde.	7	
7. Choléra épidémique (1849).	73	
8. Cancer de l'estomac.	2	
9. Cancer du pylore et du pancréas.	1	
Affections organiques diverses.		
1. Variole.	1	
2. Scorbut	6	
3. Gangréne sénile.	3	
4. Pellagre.	6	
5. Cancer des fosses nasales.	1	30
6. Cancer de la matrice	11	
7. Abcès par congestion	1	
8. Fracture du fémur et gangréne	1	
Suicides.		
1. Suicide après évasion.	2	4
2. Suicide par précipitation ou chute	2	
TOTAL.	...	343

4° *De la profession, de l'éducation, de l'état civil et de l'origine des aliénées.*

Il est probable que la profession, l'éducation, l'état civil, et
même l'origine, qui résume en elle tant de dispositions, de penchants, d'habitudes contractées depuis l'enfance, exercent une
très-grande influence sur l'homme physique et moral, et, par
conséquent, sur le nombre des chances de perdre la raison.
Mais quelle est la valeur de ces chances? Je ne crains pas de
me tromper en disant qu'on ne peut le dire. C'est pour cela
qu'il faut recueillir des faits. Je donne ici ceux que le dépouillement des registres m'a fournis.

Sous le rapport de la profession, j'ai divisé les malades en
quatre catégories : 1° Celles qui exercent une profession libé-
rale ou libre ; 2° celles qui exercent une profession sédentaire ;
3° celles qui exercent une profession active. Par professions
libres, j'entends les occupations non obligatoires : ainsi, les ren-
tières, les personnes qui ne font autre chose que surveiller leur
ménage, etc., sont placées dans cette catégorie. Les professions sédentaires sont celles des personnes qui s'occupent d'enseignement, des artistes, des modistes, des couturières, etc.
Les domestiques, les femmes de ménage, les journalières qui
travaillent aux champs, exercent une profession active. Nous
plaçons forcément dans une quatrième catégorie les incapa-
bles, les femmes sans profession ou dont la profession nous est
restée inconnue. Ainsi classées, nos malades présentent les
nombres suivants :

	Libres.	64
Professions	Sédentaires	290
	Actives	287
	Incapables, nulles ou inconnues.	358
		996

L'instruction et l'éducation exercent-elles une influence sur
le développement de l'aliénation mentale? Il n'est pas douteux
que certains préjugés, comme la croyance aux sorciers, aux
génies malfaisants, que des idées religieuses mal entendues ne
prédisposent à certaines formes de délire, et qu'ainsi l'igno-

rance et l'erreur doivent être comptées au nombre des causes morales de la folie.

Sous le rapport de l'instruction, nous divisons les malades en trois catégories. La première comprend les femmes qui ont reçu une instruction ordinaire pour des femmes ; la deuxième, celles qui n'ont reçu qu'une instruction médiocre ; et la troisième, celles qui n'ont reçu ou pu recevoir d'instruction. Nos 996 malades, classées d'après ce principe, nous donnent les chiffres suivants :

<pre>
        Instruction ordinaire. 98
            Id.   médiocre. 254
            Id.   nulle. 664
                                            ———
                                            996
</pre>

L'état civil présente la distribution suivante :

<pre>
        Célibataires. 557
        Veuves 142
        Mariées. 290
      · Filles publiques   7
                                            ———
                                            996
</pre>

D'après ces chiffres, on est porté à penser que le célibat prédispose les femmes aux maladies qui s'accompagnent de délire maniaque. Mais il y aurait bien des remarques à faire sur ces chiffres, qui, du reste, sont peu en faveur des femmes mariées. L'état non légal serait-il une garantie contre le délire maniaque ? Nous ne le croyons pas.

Sous le rapport de l'origine, nous avons trouvé pour :

<pre>
        Bordeaux. . . . . 342 malades.
        La Gironde. 326
        Lot-et-Garonne. 159
        Seine. 56
        Charente-Inférieure 10
        Dordogne. 10
        Divers 155
                                            ———
                                            996
</pre>

D'où l'on conclut que les deux tiers des malades viennent de la Gironde, et que la ville de Bordeaux, à elle seule, en fournit plus que le département. Nous n'en concluons pas pour cela que la ville, qui ne renferme pas un quart de la population du département (1), contienne autant d'aliénés que le reste de la population de la Gironde. Une statistique exacte du nombre des aliénés, faite commune par commune, serait d'un grand intérêt scientifique et administratif.

Les influences des saisons, on pourrait dire, sans erreur, de chaque jour, sur la santé de l'homme, sont admises par toutes les personnes qui se sont occupées d'hygiène. Nous avons résumé, dans le tableau suivant, le résultat de nos recherches pour chaque mois de l'année, pendant une période de dix ans, sur le nombre des entrées, des sorties et des décès mensuels des aliénées :

MOIS.	ENTRÉES.	SORTIES.	DÉCÈS.	OBSERVATIONS.
Janvier	75	25	38	
Février	69	26	19	
Mars.	69	42	16	* Les 126 sorties pour au-
Avril	65	17	14	tre cause que celle d'amé-
Mai	71	26	25	lioration, indiquées à part
Juin.	90	58	25	dans le tableau général du
Juillet.	190	57	27	mouvement de la popula-
Août.	67	58	07	tion, pag. 29, sont, ici, con-
Septembre . .	109	48	32	fondues avec les autres sor-
Octobre	95	57	19	ties.
Novembre. . .	48	24	15	
Décembre. . .	50	15	20	
	996	595*	343	

(1) D'après le dernier recensement, la population du département de la Gironde serait de 602,444 habitants.

Si l'on voulait déduire quelque loi de ce tableau, il faudrait excepter le mois de juillet pour les entrées, et le mois d'août pour les décès, à cause de l'entrée des 111 femmes venant de Cadillac entrées le 8 juillet 1845, et à cause de l'épidémie de 1849, qui a frappé le plus grand nombre de ses victimes dans la première quinzaine d'août.

5° *Des causes de l'aliénation mentale.*

A part l'idiotie et l'imbécillité, qui sont dues à un arrêt de développement ou à une atrophie du cerveau, les causes du délire maniaque sont presque aussi nombreuses que celles de nos maladies. Tout ce qui peut, directement ou indirectement, porter un trouble ou amener une perturbation grave dans l'accomplissement des fonctions cérébrales, n'est pas toujours, mais peut devenir une cause de délire maniaque : ainsi, les passions vives, les émotions fortes, les chagrins profonds et toutes les affections viscérales chroniques sont souvent suivies ou compliquées de trouble des fonctions cérébrales. L'aliénation mentale reconnaît donc deux ordres de causes : au premier appartiennent les causes morales ou les passions, au second les causes physiques.

Mais, qui dit passion dit subordination de l'homme rationnel, de l'homme moral, de l'homme libre à l'homme irrationnel, à l'homme matériel, de l'agent actif à l'instrument passif (1). Or, l'instrument de la pensée, de la raison, le cerveau, qui reste longtemps au service des passions, contracte une habitude morbide qui, pour peu qu'elle dure, s'oppose de plus en plus à l'exercice de ses fonctions normales, ou le rend de plus en plus impropre à transmettre à l'intelligence, avec exactitude, les impressions du monde extérieur et à manifester les actes de la raison. C'est ainsi que les membres de certains fanatiques,

(1) « Puis aussi je considère que nous ne remarquons point qu'il y ait aucun sujet qui agisse plus immédiatement contre notre âme que le corps auquel elle est jointe, et que, par conséquent, nous devons penser que ce qui est en elle une passion est communément en lui une action. » (DESCARTES, *OEuvres complètes* publiées par V. Cousin, tom. 4, pag. 58.)

sans être malades, perdent, par une situation forcée, par une mauvaise habitude, par atrophie, la faculté de servir à l'usage auquel la nature les avait destinés. D'où il suit que l'intelligence, ou l'âme active, n'est pas malade, ne peut l'être, dans le délire maniaque le plus complet, le plus aigu ; que son activité ne se traduit par des actions et des pensées délirantes, que parce que l'instrument qui sert à manifester cette activité est lésé, soit dans sa constitution matérielle, soit dans les rapports qui existent physiologiquement ou naturellement entre ses différentes parties. Ce n'est point ici le lieu de citer des faits à l'appui de cette doctrine que nous professons depuis longtemps (1) et que nous sommes heureux de voir admise et professée par un grand nombre de nos savants confrères en phsychiatrie.

Les causes morales de l'aliénation mentale sont : les idées religieuses mal entendues, les passions, les chagrins, l'intempérance et le dénuement.

Les causes physiques sont : l'arrêt de développement et l'atrophie du cerveau, l'hérédité, l'épilepsie, les affections chroniques du cerveau, les affections chroniques des viscères thoraciques ou abdominaux.

Ainsi classées, les causes de l'aliénation mentale nous ont donné les rapports suivants :

Causes morales.

1° Idées religieuses mal entendues 70
2° Passions. 62
3° Chagrins 62
4° Intempérance ou dénuement. 30

Causes physiques.

5° Arrêt de développement et atrophie du cerveau. 84
6° Hérédité. 102
7° Épilepsie 63
                               —————
             A reporter. 473

(1) *Du Système nerveux de la vie animale et de la vie végétative*, etc., pag. 132 et suiv. — In-4°. — 1841. — Paris, chez J.-B. Baillière.

Report. 473
8° Affections chroniques du cerveau 153
9° Affections chroniques des viscères thoraciques
     ou abdominaux 250
10° Causes inconnues. 140

TOTAL. 996

Bordeaux, le 30 juin 1854.

Le Médecin en chef,

A. BAZIN.

APPENDICE.

Tableau indiquant l'âge et la forme de l'aliénation mentale des malades atteintes du choléra en 1849.

AGE.	DÉCÉDÉES.	GUÉRIES.	FORME de L'ALIÉNATION MENTALE.	DÉCÉDÉES.	GUÉRIES.
De 10 à 15 ans	1	0	Délire maniaque simple.	8	14
15 à 20	4	1	— — agité. . . .	16	5
20 à 25	1	3	— — périodique.	6	3
25 à 50	6	1	— — partiel. . .	5	3
50 à 35	6	6	— mélancol. simple	2	3
35 à 40	6	4	— — suicide. . .	4	0
40 à 45	9	7	— — stupide . .	1	1
45 à 50	6	7	— paralytique . . .	3	0
50 à 55	8	4	Démence	16	5
55 à 60	9	7	Hystéromanie	0	2
60 à 65	5	1	Épilepsie	5	2
65 à 70	6	1	— et imbécillité.	0	1
70 à 75	2	2	Imbécillité	3	3
75 à 80	2	0	Idiotie.	2	2
80 à 85	2	0	Non aliénées (1) . . .	2	0
	73	44		73	44

(1) La sœur chargée du service de la cuisine et une domestique employée au même service, c'est-à-dire deux personnes qui n'ont point eu de rap-

ports directs avec les malades. S'il y a quelques faits qui semblent prouver en faveur de la contagion, une immense majorité prouve, au contraire, que cette contagion n'existe pas plus pour le choléra que pour le rhume de cerveau, que pour la mort que l'on trouve sur le champ de bataille. — Cela ne veut pas dire qu'en temps d'épidémie il ne soit pas prudent de prendre des précautions : sans doute celui qui peut s'éloigner du milieu épidémique court moins de danger que celui qui s'y trouve ; de même que celui qui s'éloigne du champ de bataille est moins exposé que celui qui se trouve au plus fort de l'action. Mais est-il jamais venu à l'esprit du soldat blessé ou mourant que son état fût causé par la balle qui venait de tuer son voisin? — Les miasmes et un farrago de mots vides de sens dont les médecins effrayent les populations et s'effrayent eux-mêmes peut-être, ne prouvent qu'une chose : l'ignorance absolue où l'on est de la cause de cette maladie, comme de beaucoup d'autres.

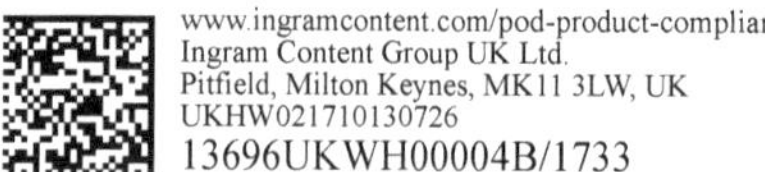
www.ingramcontent.com/pod-product-compliance
Ingram Content Group UK Ltd.
Pitfield, Milton Keynes, MK11 3LW, UK
UKHW021710130726
13696UKWH00004B/1733